BEI GRIN MACHT SICH IHR WISSEN BEZAHLT

- Wir veröffentlichen Ihre Hausarbeit, Bachelor- und Masterarbeit

- Ihr eigenes eBook und Buch - weltweit in allen wichtigen Shops

- Verdienen Sie an jedem Verkauf

Jetzt bei www.GRIN.com hochladen
und kostenlos publizieren

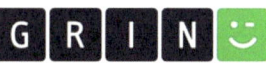

Markus Scholze

Katastrophenmanagement

GRIN Verlag

Bibliografische Information der Deutschen Nationalbibliothek:

Die Deutsche Bibliothek verzeichnet diese Publikation in der Deutschen National-
bibliografie; detaillierte bibliografische Daten sind im Internet über http://dnb.d-
nb.de/ abrufbar.

Impressum:

Copyright © 2010 GRIN Verlag GmbH
Druck und Bindung: Books on Demand GmbH, Norderstedt Germany
ISBN: 978-3-656-44587-6

Dieses Buch bei GRIN:

http://www.grin.com/de/e-book/215858/katastrophenmanagement

GRIN - Your knowledge has value

Der GRIN Verlag publiziert seit 1998 wissenschaftliche Arbeiten von Studenten, Hochschullehrern und anderen Akademikern als eBook und gedrucktes Buch. Die Verlagswebsite www.grin.com ist die ideale Plattform zur Veröffentlichung von Hausarbeiten, Abschlussarbeiten, wissenschaftlichen Aufsätzen, Dissertationen und Fachbüchern.

Besuchen Sie uns im Internet:

http://www.grin.com/

http://www.facebook.com/grincom

http://www.twitter.com/grin_com

Katastrophenmanagement

1. Gefahren- und Risikoeinschätzung

Dieses Kapitel setzt sich mit der Frage der Risikoeinschätzung auseinander. Dieser Thematik wird innerhalb der Katastrophenforschung deshalb so viel Aufmerksamkeit zu Teil, da die subjektive Einschätzung von Katastrophen und ihr tatsächliches, objektives Ausmaß teils stark divergieren. Als prominentes Beispiel dient hier etwa die Bedrohung des H1N1-Virus. Die so genannte Schweinegrippe avancierte im Jahr 2009 zum Medienstar und die Angst der Weltbevölkerung vor der Bedrohung nahm ein horrendes Ausmaß an. Millionen wurden in Impfstoffe investiert. Letzten Endes starben weltweit 18.000 Menschen durch das Virus – weitaus weniger als in einer durchschnittlichen Grippe-Saison. Aktuell begründen Katastrophenforscher wie etwa Ortwin Renn die allgemein gestiegene Sensibilität hinsichtlich Naturkatastrophen und anderen Krisenszenarien in der sozial-konstruktivistischen Macht der Medien.[1]

Eine möglichst exakte, subjektive Einschätzung der Gefahr respektive des Risikos muss allein schon deshalb angestrebt werden, da nur so eine adäquate Reaktion bzw. Prävention erreicht werden kann. Im Folgenden wollen wir uns am Beispiel Weinzödl u. a. der Beantwortung auf die Frage nähern, wie Personen, welche in einem überdurchschnittlich oft von Naturkatastrophen betroffenen Wohnort leben, die Gefahr einschätzen bzw. welche Rolle sie in ihrem Leben spielt. Weiters interessiert, die eigene Selbsteinschätzung bei eintretenden Katastrophen sowie die Einschätzung des Wissens und der Reaktion von verschiedenen Behörden in diesem Kontext. Aber zunächst soll die essenzielle Terminologie in diesem Kontext näher erläutert werden.

1.1 Definition von Risiko und Gefahr

Wie in der Einleitung schon erwähnt, beschäftigen wir uns in diesem Kapitel mit Risiko und Gefahren im Bereich von Katastrophen. Um mit dem rechten Selbstverständnis an die Sache herangehen zu können, werden wir zuerst die Begriffe Risiko und Gefahr näher definieren. Die Ingenieur- und Umweltwissenschaften verstehen unter dem Begriff Risiko das Produkt von Eintrittswahrscheinlichkeit bzw. Eintrittshäufigkeit und Schadensausmaß.[2] Unter Eintrittshäufigkeit versteht man die Häufigkeit, indem ein Ereignis innerhalb eines gewissen Zeitraums eintritt. Daraus ergeben sich zum Beispiel die Bezeichnungen für 30-jährige oder 100-jährige Hochwässer. Das Schadensausmaß hängt vom jeweiligen Sachgebiet ab. Es wird

---

[1] http://kurier.at/wirtschaft/1996722.php
[2] Vgl. Wissenschaftlicher Beirat der Bundesregierung Globale Umweltveränderungen 1999

jedoch in materiellen bzw. ökonomischen und immateriellen Schäden unterschieden. Nach Thomas Egli bedeutet Risiko die „qualitative oder quantitative Charakterisierung eines Schadens hinsichtlich der Möglichkeit des Eintreffens und der Tragweite der Schadenswirkung." (Egli 1996: 15) Eine sozialwissenschaftliche Definition von Risiko nach Hillmann:

> „Begriff, der auf Entscheidungssituationen mit fehlender oder unvollkommener Information angewandt wird. [...] Diese normativ-rationale Definition differiert oft von tatsächlichen Risikowahrnehmungen und –urteilen. In diese gehen subjektive Kriterien und Wertvorstellungen ein, [...] die den ‚objektiven' Risikoniveaus nicht entsprechen." (Hillmann 2007: 754)

Diese sozialwissenschaftliche Definition von Risiko lässt sich auf das Risikobewusstsein von Betroffenen bei Katastrophen gut anwenden. Im Vorfeld von Katastrophen, sowie während des Ereignisses, gibt es oft nur wenig bis gar keine Informationen über die anbahnende Katastrophe bzw. über dessen Ausmaß. Das davon ausgehende Risiko wird somit falsch eingeschätzt und kann zu verheerenden Folgen führen. Man denke nur an vergangene Ereignisse, bei denen Frühwarnsysteme ignoriert wurden, mangelhafte Katastropheneinsatzpläne eingesetzt wurden oder sich einzelne Betroffene überlebensnotwendige Evakuierungsmaßnahmen widersetzt haben. Gerade die Beispiele über falsche Risikoeinschätzung machen sehr deutlich, dass subjektive Kriterien – wie zum Beispiel die persönliche Erfahrung, die praktische Vorstellbarkeit bestimmter Risiken oder die persönliche Beeinflussbarkeit des Ausgangs – das Bewusstsein über das Risiko, dem man objektiv ausgesetzt ist, sehr stark beeinflussen können. Wir erweitern also die Definition des Begriffes, um zwischen subjektiven und dem objektiven Risiko zu unterscheiden.

Die Bedeutung des subjektiven Risikos entsteht durch die Wahrnehmung des Individuums. Die Einschätzung des Risikos basiert eben nicht auf einer vorgegebenen Rechenformel oder statistischen Auswertungen, sondern aufgrund von individuellen Wertvorstellungen und dem Verhalten einzelner Personen. Zur Bewertung von Risiken in der Population, wurde in der Risikoforschung eine Reihe von Schemata identifiziert: Risiko als unmittelbare Bedrohung, Risiko als Schicksalsschlag, Risiko als Herausforderung der eigenen Kräfte, Risiko als Glücksspiel und Risiko als Frühindikator für Gefahren. (Vgl. Burgstaller 2005) Beruht das Risiko auf gewissen Faktoren und hängt somit nicht von individuellen Vorstellungen ab, oder ist vom Verhalten einzelner Person beeinflussbar, so spricht man vom objektiven Risiko. Dies lässt sich statistisch erheben und zum Beispiel für Prognosen mathematisch berechnen.

Die Systemtheorie von Niklas Luhmann unterscheidet zwischen dem Begriff Risiko und Gefahr. Berühmt ist Luhmanns Beispiel des Regenschirmrisikos:

„Wenn es Regenschirme gibt, kann man nicht mehr risikofrei leben: Die Gefahr, dass man durch Regen nass wird, wird zum Risiko, das man eingeht, wenn man den Regenschirm nicht mitnimmt. Aber wenn man ihn mitnimmt, läuft man das Risiko, ihn irgendwo liegenzulassen." (Luhmann 2008)

In diesem Zitat wird der Zusammenhang zwischen Gefahr und Risiko recht deutlich. Man sieht sich einer Gefahr ausgesetzt und macht seine Entscheidung wie man damit umgeht davon abhängig, welches Risiko man eingehen möchte. Handelt es sich um ein objektives Risiko, so kann man die Gefahr recht gut einschätzen bzw. berechnen. Geht man von der subjektiven Seite an die Gefahr heran, so ist die Wahrscheinlichkeit einer falschen Gefahreneinschätzung sehr groß.

Was ist jedoch unter dem Begriff Gefahr bzw. Gefährdung zu verstehen? Erich Plate definiert Gefahr als „ein extremes Ereignis, das zu einer Bedrohung von Menschen, Umwelt oder Sachkapital führen kann." (Plate et al. 2001: 129 Somit ist Gefahr „ein Zustand, Umstand oder Vorgang, aus dem ein Schaden entstehen kann." (Egli 1996: 15) Obwohl es für den Schadensbegriff keine Universalbedeutung gibt, wird Schaden generell als negative Konsequenz von Handlungen oder Ereignissen gesehen. In der Literatur wird oft keine klare Abgrenzung zwischen den beiden Begriffen Gefahr und Gefährdung vorgenommen. Im Kontext von Katastrophen kann man jedoch ‚Gefahr' als Möglichkeit eines Schadens bezeichnen, während ‚Gefährdung' etwas über die Wahrscheinlichkeit des Eintretens von Schadensereignissen aussagt. (Vgl. Strametz 2008)

Risiko und Gefahr bzw. Gefährdung kann folgendermaßen zusammengefasst werden: „Risiko wird als Kombination aus Häufigkeit oder Wahrscheinlichkeit einer Gefährdung, des Schweregrades ihrer Folgen, der Dauer einer Gefährdung (Gefahrdauer) und der Wahrscheinlichkeit, dass die Gefährdung zu einem Unfall führt, beschrieben." (Burgstaller 2005: 54)

1.2 Risikoanalyse

Um das Risiko in Bezug auf Katastrophen angemessen einschätzen zu können, bedarf es einer soliden Risikoanalyse. „Im weitesten Sinne versteht man unter Risikoanalyse eine Sammlung von Methoden, um die Wahrscheinlichkeit von nachteiligen Effekten eines industriellen, technologischen oder natürlichen Prozess möglichst realitätsgetreu auf der Basis von Beobachtungen und Erfahrungen, aber auch Modellierungen, Prognosen und Szenariobildungen abzuschätzen." (Merz 2006: 26) Diese Bergriffserklärung möchte ich mit der Definition von Egli (1996) sinngemäß ergänzen. Neben dem Gefahrenpotenzial wird in der Risikoanalyse auch das Schadenspotenzial näher untersucht. Um das individuelle und kollektive Risiko abschätzen zu können, werden gefährdete Nutzungen im Hinblick auf Art, Ort, Präsenz und Empfänglichkeit identifiziert. Merz gibt eine sehr detaillierte und hilfreiche Auflistung, wozu die Risikoanalyse im speziellen dient, nämlich (1) dem Erkennen vorhandener Konfliktgebiete, (2) als Grundlage zur Bestimmung des Bedarfs, der Dringlichkeit und der Art von Schutzmaßnahmen, (3) dem Erkennen der Beeinträchtigung von Einrichtungen, die im Katastrophenfall von wichtiger Bedeutung sind (z.B. Rettungsdienst), (4) als Hilfsmittel zur Festlegung von Versicherungsprämien und Objektschutzmaßnahmen, sowie (5) dem Aufdecken verschiedener Versagensmechanismen und Prozesse, die zu Schäden führen können, (6) dem Quantifizieren der Sicherheit des untersuchten Systems, (7) dem Erfassen der Auswirkungen der untersuchten Gefahr, (8) dazu, einen möglichst objektiven Referenzrahmen für Sicherheitsentscheidungen zu liefern und (9) ein optimales Gleichgewicht zwischen dem Aufwand für Schutzmaßnahmen und der dadurch erreichten Risikoreduktion anzustreben. (Merz 2006: 289-290)

In der praktischen Anwendung wird die Risikoanalyse in drei Schritten durchgeführt. Erstens die Gefahrenanalyse, zweitens die Anfälligkeitsanalyse und drittens die Risikobestimmung. Im Folgenden sollen diese drei Schritte kurz erläutert werden.

1.2.1 Gefahrenanalyse

Im ersten Schritt werden die Ereignisse von denen Gefahren ausgehen identifiziert und lokalisiert. Das betrifft in Bezug auf Naturkatastrophen, das Einzugsgebiet, Luftbilder, morphologische Geländemerkmale, Schutzbauten, potentielle Schwachstellen bei Schutzmaßnahmen, Ereignisdaten wie zum Beispiel Niederschlags- und Abflussmengen bei Hochwässer, Topographien, Bodentyp, Geologie, etc. Des Weiteren wird eine Wirkungsanalyse durchgeführt wobei Eintrittswahrscheinlichkeiten, Ausdehnung und Intensität von Szenarien, sowie die Abschätzung kritischer Stellen untersucht werden. (Vgl. Egli 1996) Es geht also darum schon im Vorfeld Szenarien zu bilden, um mögliche Schadensereignisse zu identifizieren, durchzudenken und zu bewerten. Grundlage für eine Gefahrenanalyse sind hauptsächlich aufgezeichnete Daten von vergangenen Ereignissen, die nicht nur die Datengrundlage für die Analyse verbessern, sondern auch als Basis für Langzeitbewertungen dienen.

Aufgrund moderner Geoinformationssysteme, können in Österreich Daten und Ergebnisse von Gefahrenanalysen derart visualisiert werden, dass für diverse Behörden und für die Zivilbevölkerung brauchbare Gefahrenkarten zur Verfügung stehen. Das österreichische Lebensministerium hat in Zusammenarbeit mit der Versicherungswirtschaft die Gefahrenkarte

HORA (für Hochwasser und Erdbeben) über das Internet der Öffentlichkeit zugänglich gemacht.

Die Abbildung 1.1 zeigt am Beispiel von Graz Andritz, wo die Hochwasserschlaglinien bei einem HQ100 (hundertjähriges Hochwasser) verlaufen. Leider sind die Grundlagendaten solcher Karten oftmals veraltet und so können Hochwasserschutzplanungen in der Praxis versagen. Es muss also trotz ausgeklügelter Präventionsmaßnahmen ein gewisses Restrisiko eingeplant werden. Ebenso ist diese Gefahrenkarte für ein sinnvolles und erfolgreiches Katastrophenmanagement noch nicht ausreichend.

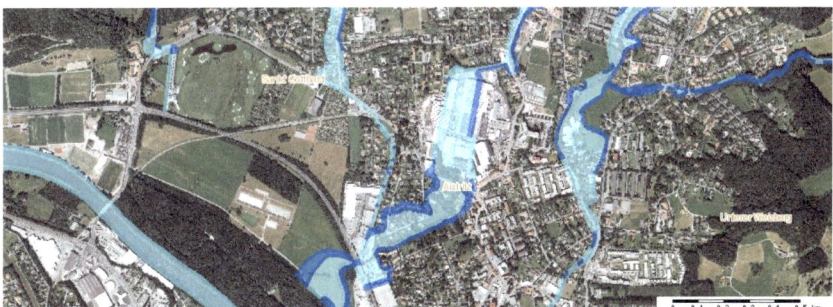

Abb. 1.1: Ausschnitt aus der Gefahrenkarte HORA (Quelle: http://gis.lebensministerium.at/ehora/frames/index.php?PHPSESSID=ac46de6e3509661b86fff468b0bc4955&gui_id=eHORA, Zugriff: 16.07.2010)

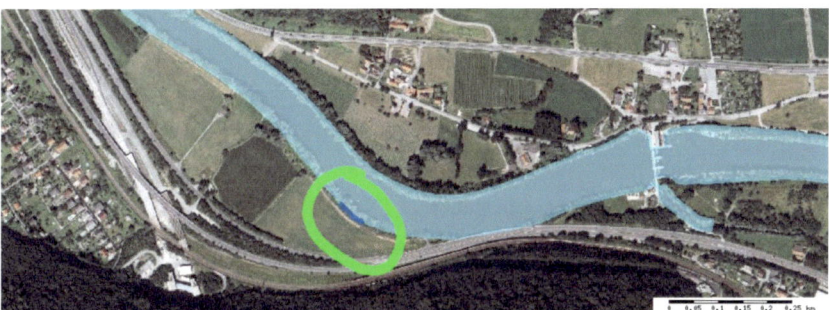

Abb. 1.2: Ausschnitt aus der Gefahrenkarte HORA (Quelle: http://gis.lebensministerium.at/ehora/frames/index.php?PHPSESSID=ac46de6e3509661b86fff468b0bc4955&gui_id=eHORA, Zugriff: 16.07.2010)

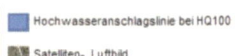

Abb. 2.3: Legende zur Gefahrenkarte HORA

Abbildung 1.2 zeigt die Hochwassergefahrenzone bei einem HQ100 im Bereich Graz Weinzödl, wo wir im Rahmen unserer Lehrveranstaltung den Lokalaugenschein durchführten. Aufgrund der HORA Gefahrenkarte ist sehr deutlich zu sehen, dass von einem HQ100 keine

Gefahr für die Ortschaft Weinzödl (die sich im Bild oberhalb der Mur befindet) ausgeht. Dieses einfache und schnelle Abrufen der Hochwassergefährdungskarte im Internet, gibt dem Einwohnern von Österreich ein sehr aufschlussreiches Bild der Hochwassersituation und schließlich dem Risiko dem sie ausgesetzt sind.

1.2.2 Anfälligkeitsanalyse

Ein weiterer Schritt der Gefahranalyse ist die Anfälligkeitsanalyse. Hierbei handelt es sich um die Anfälligkeit oder Verletzlichkeit (Vulnerabilität) die durch ein extremes Ereignis verursacht wird. Die Schäden reichen von Personenschäden, Sachschäden bis zu einer geschädigten Lebensgrundlage. Die Vulnerabilität einer Region infolge eines Extremereignisses ist somit das Ausmaß der vorhin genannten Schäden. Die Verletzlichkeit einer Region ist zum Beispiel 50 %, wenn die Hälfte aller Häuser völlig zerstört wird. Diese Größe ist jedoch flexibel und von den Aktionen der betroffenen Menschen abhängig. (Vgl. Plate 2001)

1.2.3 Risikobestimmung

Im letzten Schritt werden Gefährdung und Vulnerabilität zum Risiko zusammengefasst. Wie schon in der Definition erörtert, kann das Risiko nun subjektiv oder objektiv gesehen werden. Das subjektive Risiko wird durch den Betroffenen wahrgenommen, indem er eine mögliche Gefährdung in Kauf nimmt. Diese subjektive Sichtweise wirkt sich beispielsweise dahingehend aus, ob man in eine hochwassergefährdete Region ziehen soll.

Bei kollektiven Präventionsmaßnahmen sollte das objektive Risiko berücksichtigt werden. „Es wird üblicherweise definiert als das Produkt aus Schaden und Auftretenswahrscheinlichkeit pro Jahr und Zahl." Das heißt in der Praxis, dass die Anzahl von geschädigten Personen bzw. ökonomischen Werten, die durch ein Katastrophenereignis im Mittel pro Jahr zu erwarten sind, das Risiko definiert. (Strametz 2008: 62)

1.3 Vulnerabilität

Bevor auf den Begriff der Vulnerabilität eingegangen wird, werden zunächst die Definitionen von Katastrophen vorgestellt. Die erste Definition bezieht sich auf natürliche Gefahren, die zweite Definition beschäftigt sich mit der Vulnerabilität der betroffenen Gesellschaft und die dritte Definition von Katastrophen beschäftigt sich mit der Fähigkeit um mit den Konsequenzen umgehen zu können. (Vgl. Grossmann: Folie; Katastrophen)

1.3.1 Konzept der Vulnerabilität

Der Begriff der Vulnerabilität ist in der interdisziplinären Naturrisikoforschung seit einigen Jahren sehr geläufig. Verwundbarkeitsorientierte Naturrisikoforschung geht davon aus, dass sowohl die Ursachen extremer Naturereignisse als auch die Auswirkungen eng mit gesellschaftlichen Prozessen verbunden sind. Das Ziel ist es, das Verständnis des jeweiligen Katastrophenrisikos von gesellschaftlichen Gruppen und Regionen zu verbessern. Anwendungsorientiert geht es vor allem um die Identifikation der durch Naturrisiken besonders bedrohten Gruppen und um die Entwicklung geeigneter Maßnahmen und Instrumente zur Katastrophenvorbeugung. Vulnerabilität wird in der Naturrisikoforschung als möglicher Schaden im akuten Katastrophenfall bezeichnet und lässt sich bemessen in Form von menschlichen Verlusten oder Infrastrukturschäden.[3]

Laut Wisner lautet die Definition von Vulnerabilität folgendermaßen:

> „Vulnerabilität sind die Eigenschaften einer Person oder Gruppe und ihrer (Lebens) Situation, die ihre Fähigkeit beeinflussen ein Naturgefahrenereigniss vorauszusehen, damit umzugehen, sich zu schützen und davon zu erholen"[4]

Im Allgemeinen wird unter Vulnerabilität die Verletzlichkeit von Individuen, Gesellschaften und ihren immateriellen wie materiellen Strukturen durch Katastrophen verstanden. Aus diesem Kontext heraus wird Vulnerabilität in einem technischen naturwissenschaftlichen Diskurs als „möglicher Schaden bei Eintritt des Extremereignisses" verstanden. Die Kombination aus Vulnerabilität und geschätzter Auftrittswahrscheinlichkeit eines Extremereignisses wir als Risiko bezeichnet. (Vgl. Platte 2001: 12.)

1.3.2 Problemgruppen von Vulnerabilität

Vulnerabilität hat drei Problemgruppen zur Zielsetzung. Dies sind erstens die globalen makroökonomischen Schadstellen, die Thematiken wie Urbanisierung, Migration, Umweltprobleme und Überschuldung behandeln. Die zweite Problemgruppe beschäftigt sich mit der strukturellen Vernachlässigung von bestimmten Regionen. Die dritte Gruppe mit der sich Vulnerabilität auseinandersetzt wir als individuelle Ebene bezeichnet. Auf dieser Ebene ist keine Vorbereitung von spezifischen Katastrophenereignissen möglich. Dies ist aufgrund der geringen finanziellen Belastung oder auch weil keine Rücklagen und keine Versicherung vorhanden ist. (Vgl. Grossmann nach Wisner: 2006.) Der Katastrophenforscher und Organisationssoziologe Charles Perrow hat sich mit drei wesentlichen Punkten, welche die Vulnerabilität betreffen auseinander gesetzt. Diese sind die Konzentration von Energie und

---

[3] Vgl. Naturrisikoforschung und das Konzept der sozialen Verwundbarkeit, Online
[4] Vgl. Mobile Pflege und Betreuung in Naturkatastrophen, Online

deren Produktion, die Konzentration der Population sowie die Konzentration auf wirtschaftliche und politische Macht. (Vgl. Großmann nach Perrow.) Mit dem Konzept der Vulnerabilität können nicht nur die möglichen Schäden erfasst werden, sondern auch das Reaktionsvermögen hinsichtlich der Katastrophe. Denn es tragen zur Vulnerabilität auch Strukturen bei, welche zur Vorsorge, Reaktion und zum Wiederaufbau nach extremen Naturereignissen genutzt werden. (Vgl. Tobin/Montz 1997: 32.)

1.3.3 Vulnerabilität und interdisziplinäre Naturrisikoforschung

Im Bezug auf Vulnerabilität gibt es verschiedene Perspektiven in der die Handlungsebene mit der analytischen Kategorie verbunden wird. Hier handelt es sich beispielsweise um humanökologische, politische, ökonomische oder verfügugungsrechtliche Ansätze. Diese überlappenden Perspektiven bieten einen Analyserahmen, in der reale Lebensumstände eher beschrieben werden können, als eine disziplinäre Sichtweise. Hier soll veranschaulicht werden, mit welchen theoretischen Konzepten man den Umstand erfassen kann, dass der Mensch nicht nur einem naturräumlichen Stress ausgesetzt ist, sondern, dass gesellschaftliche Umstände die Lebenschancen und Handlungsfähigkeit bestimmen.[5]

1.4 Risikoanalysen als wesentliches Element des Katastrophenmanagements

Das Katastrophenmanagement von Naturgefahren hat zum Ziel, dass das Risiko extremer natürlicher Ereignisse vermindert wird. Es wurden in den letzten 30 Jahren Methoden zur Risikoanalyse entwickelt. Dabei beinhaltet der Begriff Risiko die beiden Aspekte Gefährdung und Vulnerabilität. In Bezug auf Naturgefahren gibt es sehr unterschiedliche Möglichkeiten um Risiken zu vermindern. Diese reichen von der Vorbeugung, über die Erhöhung der Bereitschaft, bis hin zur Bewältigung im Schadensfall. Zu den Vorbeugungen zählen bauliche Schutzmaßnahmen und Nutzungseinschränkungen in gefährlichen Gebieten. Zur erhöhten Bereitschaft gehören die Notfallpläne und Frühwarnsysteme und zur Bewältigung im Schadensfall die Nothilfe und Versicherungsleistungen. (Vgl. Merz/Friedrich 2001: 127.)

Die Risikoanalyse ist nur ein Teil eines professionellen Umgangs mit der Risikoproblematik. Tabelle 1. (vgl. Großmann nach Kröger, Risikobegriff)

Analytik	Problematik
✓ Risiko Analyse	✓ How safe?

---

[5] Vgl. Naturrisikoforschung und das Konzept der sozialen Verwundbarkeit, Online

✓ Risiko Bewertung	✓ How safe is safe enough & How safe is too safe?
✓ Risiko Management	✓ How to achieve an adequate level of safety?

1.4.1 Risikomanagement in Forschung und Praxis

Grundsätzlich kann davon gesprochen werden, dass es Unterschiede zwischen der Grundlagenforschung und der praktischen Arbeit in Bezug auf lokale Risikovorsorge gibt. Zu betonen ist, dass die Wissenschaft, insbesondere die Naturwissenschaften zwar neue Erkenntnisse und Methoden liefern. Jedoch hat die Umsetzung in die Praxis wenig mit den Wissenschaften zu tun, sie kann nur die Verfahren und Methoden anbieten, aber sie kann nicht in die Praxis umgesetzt werden. Die Wissenschaft ist in erster Linie kontemplativ und versucht im Einzelnen das Allgemeine zu erkennen um auf dieser Erkenntnis wiederum auf Einzelfälle schließen zu können. Das bedeutet, sie wirkt sozusagen weit im Vorfeld der Katastrophe. Die Praxis der Katastrophenhilfe hat ihre eigenen Handlungsgesetze, die stärker von der Erfahrung als von den Naturwissenschaften geprägt ist. (Vgl. Plate 2001: 153.) Allgemein sollte das Katastrophenmanagement in zwei Bereiche unterteilt werden. Der erste Aufgabenbereich umfasst das Risikomanagement als einen „operativen Prozess für ein existierendes System". Es wird hier davon ausgegangen, dass eine Bedrohung durch ein Naturereignis jederzeit eintreten könnte. In weiterer Folge muss dafür gesorgt werden, dass die bedrohte Bevölkerung zureichende Schutzmaßnahmen bekommt. Der zweite Aufgabenbereich beschäftigt sich mit dem Entstehungsprozess. Hier fließen die Planung, Entscheidungsprozess und der Bau für ein Schutzsystem mit ein. Dieses Schutzsystem tritt ein, wenn der bestehende Schutz nicht mehr ausreichend gegeben ist. (Vgl. Plate 2001: 154.)

1.4.2 Risikomanagement und Schutzsysteme

Das Risikomanagement eines bestehenden Schutzsystems ist so ausgerichtet, dass die vorhandenen Möglichkeiten so umgesetzt werden, dass das Leben der betroffenen Menschen verbessert werden kann. Die Stufen dieses Managements sind in der Abbildung graphisch dargestellt. Die Risikoanalyse besteht hier aus der Einschätzung der Gefährdung und der dadurch möglichen Folgen, wie Schäden und potenzielle Verluste an Menschenleben. In Bezug auf die Risikoanalyse wird die Vorsorge zu einer permanenten Aufgabe. (Vgl. Plate 2001: 154.)

Abb. Ein Schema des operativen Risikomanagements (vgl. Plate 2001: 155.)

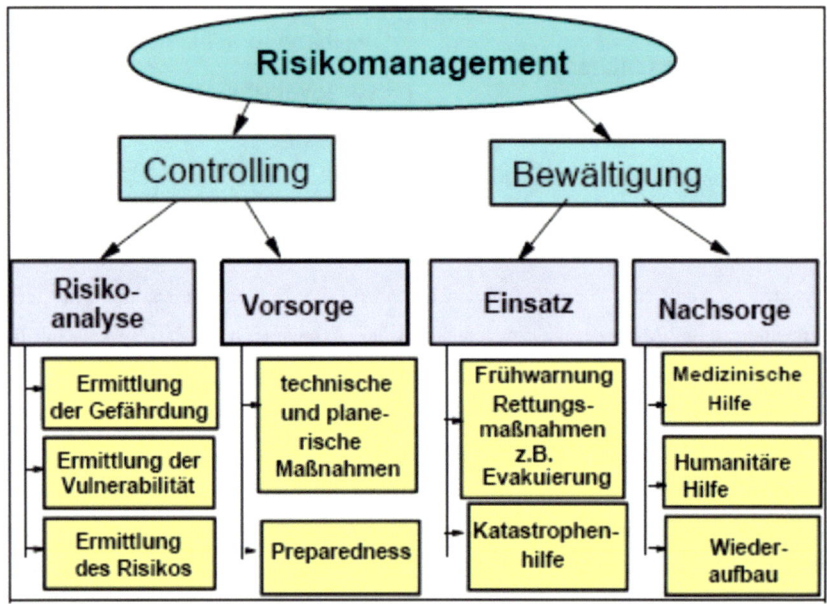

Die Aufgaben der Vorsorge bestehen in einer Wartung der technischen Geräte und der dauerhaften Überprüfung vorhandener Frühwarnsysteme. Weitere Aspekte die die Vorsorge betreffen, beziehen sich auf die Rüstung für den Fall einer Katastrophe, die Vorsorge von Lebensmitteln und Medikamente, sowie die Ausweisung und Instandhaltung von Fluchtwegen und schlussendlich die Erarbeitung von Verkehrskonzepten. Diese Vorsorgemaßnahmen werden in der Graphik durch den Begriff Controlling zusammengefasst. Wenn die Naturkatastrophe eintritt, beginnt die Aufgabe der Katastrophenbewältigung. Das bedeutet, zu Beginn wird die Komponente Einsatz aktiviert, die aus der Vorhersage eines kritischen Zustandes und den Maßnahmen zur Vorbereitung abgeleitet wird. In Bezug auf Hochwasser bedeutet dies beispielsweise, die Erhöhung von Deichen durch Sandsäcke oder falls ein Extremfall herrscht, muss die Bevölkerung möglicherweise evakuiert werden. In einem nächsten Schritt muss die Katastrophenhilfe dafür sorgen, dass die Menschen in Sicherheit gebracht werden. Die Nachsorge ist für die Hospitalisierung der Verletzten verantwortlich, sowie für die humanitäre Hilfe und schließlich, die längerfristige Aufgabe, der Wiederaufbau. Hier geht es um die Bewältigung von direkten und indirekten Folgen der

Katastrophe unter Einbeziehung von staatlichen Instanzen und Hilfsorganisationen. (Vgl. Plate 2001: 156.)

Die Planung eines neuen Systems für den Schutz von Katastrophen ist ein ganz anderer Aspekt eines Risikomanagements. Die Gruppe von Akteuren werden in der unteren Graphik veranschaulicht.

Abb. Die Komponenten des Prozesses für die Erstellung eines Schutzsystems (vgl. Plate 2001: 156)

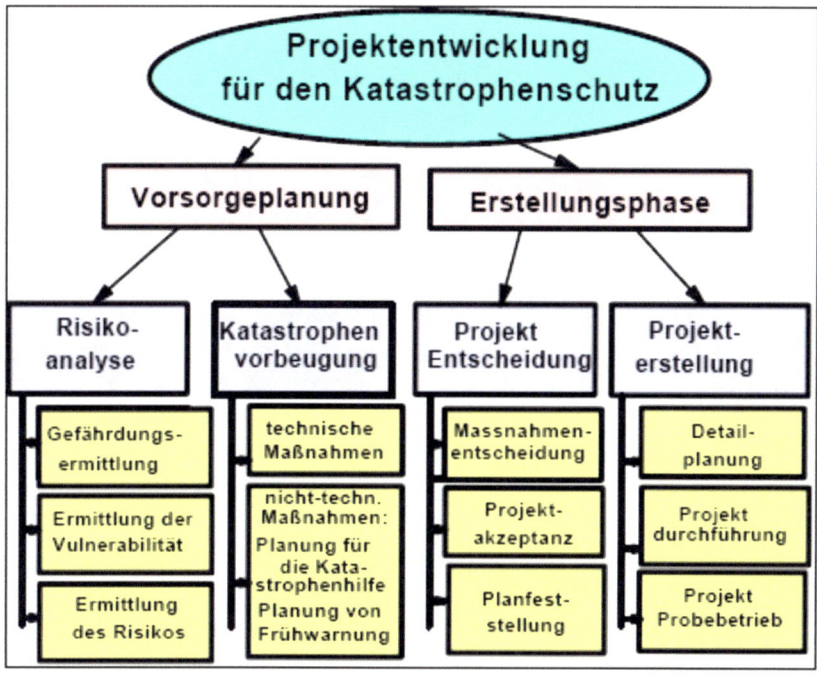

Im Gegensatz zum Risikomanagement spielen hierbei die Ingenieure eine wichtige Rolle. Durch die Entwicklung schlagen die Ingenieure die Brücke zwischen den naturwissenschaftlichen Erkenntnissen und den politischen Entscheidungen. Die als Teil der Vorsorgeplanung durchzuführende Risikoanalyse wird heute meistens ausgelöst durch eine Katastrophe. Die Risikoanalyse schafft die Voraussetzung für die Planung, denn sie erlaubt es die Erkenntnisse der Naturkatastrophen in Zahlen umzusetzen. Mit dieser Hilfe kann eine qualitative und quantitative Bewertung durchgeführt werden. Durch die geschaffenen Informationen der Risikoanalyse kann ein politischer Entscheidungsweg eingeleitet werden, welcher zur Entscheidung der Planung führt. Jetzt muss die Politik mit den Betroffenen die Vorschläge überprüfen. Der wichtigste Schritt dieser Phase ist die Erstellung eines Projekts, die mit der Detailplanung beginnt und mit einem Probebetrieb endet. (Vgl. Plate 2001: 156 - 157.)

In Bezug auf die Risikoanalyse konnten Naturwissenschaftler und Ingenieure eine gemeinsame Basis finden und es ist zu erwarten, dass die Vulnerabilitätsanalyse erweitert werden muss um das Risiko besser identifizieren zu können. Das bedeutet es soll nicht nur nach der Formel „Risiko = Eintrittswahrscheinlichkeit mal Schadenspotenzial" gefragt werden. Daher ist es sehr wichtig, dass eine neue Basis zum Thema der Vulnerabilität aufgestellt wird, die alle Facetten der Bedrohung umfasst, sowie die Handhabung von Einflüssen von Naturereignissen auf die Gesellschaft. (Vgl. Plate 2001: 159.)

1.5 Deskriptive Beschreibung der Ergebnisse

Vorab sollte erwähnt werden, dass vier Einwohner von Weinzödl zur Thematik befragt worden sind. An dieser Stelle soll darauf hingewiesen werden, dass diese Stichprobe keinesfalls dazu geeignet ist, ein einigermaßen balanciertes Bild der Einstellung hinsichtlich Naturkatastrophen der tatsächlichen Grundgesamtheit, den Einwohnern Weinzödls, zu erhalten. Dennoch werden die Ergebnisse in Folgendem dazu verwendet, eventuelle Tendenzen im Kontext der Gefahren- und Risikobewertung unter den Einwohnern Weinzödls zu erkennen.

1.5.1 Angst vor Naturkatastrophen?

Um es gleich vorweg zu nehmen gaben sämtliche Befragten an, sich in Weinzödl sicher zu fühlen und noch nie erwogen haben wegzuziehen bzw. ihren Wohnort aufzugeben, wenngleich jeder von ihnen mehrere Naturkatastrophen, welche der Definition die, diesem Kapitel vorangeht entsprechen, miterlebt hat und auch in persönlicher und/oder ökonomischer Hinsicht Schaden davon getragen hat. Trotz geringer Fallzahl unterstützt dieses Ergebnis die Vermutung, dass die Angst vor dem Eintreten höherer Gewalt unter den Einwohnern Weinzödls keinesfalls den Alltag dominiert und auch die Mobilität im Sinne eines Umzuges nicht zwangsläufig nach sich zieht.

1.5.2 Wertung der Bedrohung durch bestimmte Naturkatastrophen

Wirft man dennoch einen Blick auf die Bewertung des Gefahrenpotentials einzelner Naturkatastrophen durch die vier Personen, so stellt sich heraus, dass Sturm für sie die größte Bedrohung darstellt. Der Mittelwert für dieses Item beträgt '3' auf einer Skala (n=4), auf der '1' mit *nicht gefährlich* und '5' mit *sehr gefährlich* gleich zusetzen ist. Des Weiteren wird die Gefahr durch Hagel (MW=2,7) und Hochwasser (MW=2,5) durch die Befragten als mäßige Bedrohung eingestuft. Dieses Resultat ist wenig überraschend. Insbesondere wenn man bedenkt, dass es eben diese Naturkatastrophen sind, die in Weinzödl in den letzten Jahrzehnten eingetroffen sind. Weiters kann man davon ausgehen, dass alle Befragten von diesen Geschehnissen wissen bzw. ein Großteil hat sie ohnehin selbst miterlebt.

Um dieses Resultat in weiterer Folge mit der Einschätzung der Häufigkeit des Auftretens von Naturkatastrophen zu bringen wird eine Item-Batterie herangezogen, welche wie folgt aufgebaut ist: Es wird gefragt, wie oft die oben beschriebenen Naturkatastrophen im Wohnort nach der Meinung der Befragten eintreten. Das Spektrum der Antwortkategorien erstreckt sich von *alle 50 Jahre, alle 10 Jahre, alle 5 Jahre* bis zu *jedes Jahr*. Komplettiert wird das Spektrum durch die Kategorien *seltener* und *öfter* an den Enden. Das Spektrum erstreckt sich also von '6' = *öfter als einmal jährlich* bis hin zu '1' = *seltener als alle 50 Jahre*. Gemäß den vorherigen Ergebnissen bezüglich der Einschätzung des Gefahrenpotentials bestimmter Naturereignisse im Wohnort, werden jene Katastrophen, die potentiell noch am ehesten als (mäßig) gefährlich interpretiert werden, auch häufiger vermutet. Demnach erreicht Hagel den höchsten Mittelwert von 5, gefolgt von Sturm (MW=4,7) und Hochwasser (MW=3,8). In Verbindung mit der Tatsache, dass Weinzödl in der Vergangenheit vorwiegend von genau diesen Katastrophen betroffen war, entspricht auch dieses Ergebnis den Erwartungen. Erdrutsche und Dürre spielen hingegen kaum eine Rolle, was ebenfalls den Aufzeichnungen der letzten Jahrzehnte entspricht. Es kann also anhand der bisherigen Ergebnisse gezeigt werden, dass die Befragten die Bedrohung durch Hagel, Hochwasser und Sturm sehr wohl wahrnehmen, was wiederum dafür spricht, dass sie in gewisser Hinsicht in den Lebensalltag der Befragten beeinflusst.

Ergänzend soll an dieser Stelle noch erwähnt werden, dass trotz der tendenziell bemerkbaren Angst vor Hochwasser, das Kraftwerk weitestgehend mit keinerlei Gefahren in Verbindung gebracht wird. Lediglich ein Befragter hat Bedenken über das Kraftwerk geäußert. Allerdings bezogen sich diese größtenteils auf seinen Brunnen, der seit der Errichtung und Inbetriebnahme des Kraftwerks nur noch eingeschränkt funktionsfähig ist.

1.5.3 Einschätzung von Institutionen im Kontext von Naturkatastrophen

In weiterer Folge soll darauf Bezug genommen werden, wie die Befragten den Wissensstand und die Prognose- bzw. Reaktionsfähigkeit einzelner Institutionen einschätzen. Hinsichtlich der Wissenschaft ergibt sich ein ambivalentes, um nicht zu sagen schwammiges, Bild was in erster Linie auf die geringe Fallzahl zurückzuführen ist: Etwa vertritt eine Person die Auffassung, dass die Wissenschaft die Naturkatastrophen, welche Weinzödl betreffen, vollkommen erforscht ist. Andererseits ist dieselbe Person aber der Meinung, dass dieselben Naturkatastrophen für die Wissenschaft überhaupt nicht vorhersagbar sind. Ein durchaus ähnliches Bild zeigt sich bei einer anderen Person, allerdings ist diese vom Erforschungsgrad nicht überzeugt, hinsichtlich der Vorhersagemöglichkeit jedoch schon. Alles in allem drängen die Resultate ein Gefühl der Uneinigkeit auf, nicht nur zwischen den verschiedenen Befragten, sondern auch innerhalb einzelner Personen. Was wiederum auf fehlende Informationen in diesem Kontext zurückgeführt werden könnte. Ebenso lassen die Antworten kein eindeutiges Urteil über die Einstellung gegenüber der Einschätzung der Gefahr bei Naturkatastrophen durch die zuständigen Behörden zu. Zwar zeigt die Tendenz (MW=2,5 auf einer Skala von '1'= richtig bis '2'=falsch) in Richtung Vertrauen, aber sämtliche Befragte sind über die ersten vier Antwortkategorien verstreut. Wodurch es nicht möglich ist eine eindeutige Aussage in eine bestimmte Richtung zu formulieren. Allerdings kann behauptet werden, dass, wie im Falle der zuvor besprochenen Variable, Uneinigkeit unter den Befragten herrscht.

Im Falle des nächsten Items kann im Gegensatz eine eindeutige Konzentration auf einer bestimmten Antwortkategorie festgestellt werden. Die Befragten wurden gebeten abzuschätzen, wie gut bestimmte Katastrophen-Schutzmaßnahmen (Notfallsplane, Einsatzkräfte etc.) auf das Eintreten einer Naturkatastrophe abgestimmt sind. Sämtliche Befragte antworteten mit "ziemlich richtig". Womit absolutes Vertrauen unter der Stichprobe hinsichtlich etwaiger Maßnahmen in diesem Kontext nachgewiesen werden konnte. Ein vergleichbares Ergebnis zeigt sich für die Frage, ob das subjektive Sicherheitsgefühl durch die Anwesenheit von Zivilschutzbehörden/-organisationen gesteigert werden kann. Eine/r der Befragten antwortete mit "ziemlich sicher", zwei sogar mit "sehr sicher" und eine/r enthielt sich der Stimme.

Für die Gelassenheit unter den Befragten gegenüber drohenden respektive zum Teil bereits schon erlebten Naturkatastrophen spricht das Ergebnis auf die Frage danach, ob der/die Befragte sich Sorgen hinsichtlich des eigenen Wohnortes machen würde, wenn in den

Nachrichten über Naturkatastrophen in Österreich berichtet wird. Lediglich eine Person gab an, in diesem Fall Bedenken zu haben. Die anderen drei gaben an, sich keine Sorgen zu machen.

Weiters spricht für eine gewisse Gelassenheit unter den Einwohnern Weinzödls hinsichtlich der Thematik, dass nur eine Person es *eher* für *wahrscheinlich* hält, dass eine Person in der Nachbarschaft *existenzbedrohend von einer Naturkatastrophe betroffen* sein kann. Diesem Resultat entspricht auch die Verteilung des nächsten Items: Lediglich eine Person bezeichnet sich selbst durch drohende Naturkatastrophen als *eher gefährdet*. Sämtliche andere Befragte bezeichneten sich selbst als *eher ungefähr*det bzw. *nicht gefährdet*. Ebenso wählte lediglich eine Person die Mittelkategorie der Frage, ob der/die Befragte sich vor Naturkatastrophen im eigenen Wohngebiet fürchte. Alle anderen bezeichneten sich als *eher nicht ängstlich* und *nicht ängstlich*.

1.5.4 Selbsteinschätzung im Falle von Naturkatastrophen

Um chronologisch korrekt vorzugehen, im Sinn der Reihenfolge der eigenen Auseinandersetzung mit Katastrophen im Wohnort, soll hier anfangs das Ergebnis für die Frage nach eventueller Informationsbeschaffung im Kontext von potentiell eintretenden Naturkatastrophen vor der Übersiedelung nach Weinzödl behandelt werden. Keine/r der Befragten hat sich in irgendeiner Weise im Vorhinein über die Möglichkeit, von einer Naturkatastrophe betroffen zu sein, informiert. Anscheinend spielen hier andere Faktoren, wie etwa der Quadratmeterpreis, die Verkehrsanbindung, die Nähe zu Graz, die geographische Lage u. a. eine übergeordnete Rolle, sodass dieser Faktor von den Befragten zur Gänze außer Acht gelassen wurde. Des Weiteren lässt dieses Ergebnis die Vermutung zu, dass Weinzödl als Wohnort mit, für Grazer Verhältnisse, hoher Betroffenheit vor allem durch Sturm und Hagel insgesamt wenig bekannt ist, geschweige denn einen negativen Einfluss darauf hat, ob jemand sich dort niederlässt oder nicht.

1.5.5 Subjektive Prognose der Entwicklungen in Weinzödl

Hinsichtlich der Frage, ob die Häufigkeit solcher Katastrophen im Gebiet Weinzödl in Zukunft zunehmen werde, hatten die Befragten unterschiedliche Ansichten. Eine Person verweigerte die Antwort. Eine war der Meinung, dass dies unwahrscheinlich ist. Eine weitere behauptete es sei eher wahrscheinlich und die letzte ist eher pessimistisch und glaubt eher an eine Zunahme der Auftrittswahrscheinlichkeit von Naturkatastrophen in Graz/Weinzödl.

Womit gezeigt wäre, dass hinsichtlich dieser Zukunfts-Frage Uneinigkeit unter den Befragten herrscht.

Da die globale Erwärmung momentan ein brisantes und ohne Zweifel zukunftsweisendes Thema innerhalb der Weltgesellschaft ist und diese von Wissenschaftlern sämtlicher Disziplinen des Öfteren mit einem Anstieg der Eintrittswahrscheinlichkeit bzw. den Verschieben von betroffenen Gebieten von Naturkatastrophen in Verbindung gebracht wird, wurde auch diesbezüglich ein Item im Fragebogen installiert. Auf die Frage, wie wahrscheinlich es ist, dass die Eintrittshäufigkeit von Naturkatastrophen durch die globale Erwärmung steigt, antwortete eine Person mit *unwahrscheinlich*, zwei mit *sehr wahrscheinlich* und eine wählte die mittlere von fünf Kategorien des Spektrums. Dieses Ergebnis spricht erneut für Uneinigkeit bzw. Ungewissheit. Es ist aufgrund der geringen Fallzahl nicht möglich eine wissenschaftlich standhafte Aussage zu machen, aber man kann dennoch behaupten, dass zwei der vier Befragten an einen negativen Einfluss der globalen Erwärmung auf ihre direkte Umwelt glauben. Dies ist ein Anzeichen dafür, dass die Thematik bis zu diesen zwei Befragten durchgedrungen ist und sie es unmittelbar auf ihren Alltag beziehen bzw. diesen davon beeinflusst sehen.

1.5.6 Subjektive Einschätzung der eigenen Reaktion im Ernstfall

In diesem Kontext wurden zwei Fragen gestellt: Die erste bezieht sich auf die Einschätzung der eigenen Reaktion im Falle des Eintritts einer Katastrophe im Allgemeinen. In diesem Kontext war eine Person der Meinung, dass es *sehr wahrscheinlich* ist, dass sie sich im Ernstfall richtig verhält. Eine Person zeigt sich unschlüssig und wählte die mittlere Kategorie des Spektrums. Eine hielt es für *eher wahrscheinlich* und die letzte für *unwahrscheinlich*. Die zweite Frage hinsichtlich der Einschätzung der eigenen Reaktion ist, dem der ersten sehr ähnlich. Allerdings wurde der Faktor Panik hinzugefügt. Es wurde also danach gefragt, wie wahrscheinlich es aus der Sicht der Befragten ist, dass sie sich im Falle einer Naturkatastrophe unter Panik richtig verhalten. Kurios ist, dass nun zwei Personen meinen unter diesen Bedingungen richtig zu reagieren, im Gegensatz zu nur einer bei der vorherigen Frage, die die Emotion Panik nicht berücksichtigt hat. Die anderen zwei Personen waren sich allem Anschein nach unschlüssig und wählten die mittlere Kategorie.

1.6 Diskussion der Ergebnisse

Aufgrund der geringen Fallzahl der Studie lassen sich gewisse Ergebnisse kaum interpretieren. Was allerdings behauptet werden kann ist, dass erlebte Naturkatastrophen wie sie in Weinzödl vorgekommen sind, für die Befragen kein Grund sind, ihr Heim aufzugeben. Das Tief Paula richtete teils großen Schaden in Graz insbesondere in Weinzödl an. Eine Person berichtete von einem schweren Schaden am Dach ihres Hauses, welcher kostspielige Reparaturarbeiten nach sich zog und die Wohnsituation währenddessen stark beeinträchtigte. Dennoch hat er und keine andere/kein anderer der Befragten auch nur mit dem Gedanken gespielt, den Wohnort zu verlassen. Überhaupt wird möglichen zukünftigen Katastrophen seitens der Befragten nur wenig Beachtung geschenkt. Was dafür spricht, dass Weinzödl zwar ein, im Vergleich zum restlichen Graz, relativ oft und schwer betroffenes Gebiet ist, seine Einwohner aber dennoch keineswegs unter ständiger Sorge über erneute Naturkatastrophen leben.

Literaturverzeichnis

Burgstaller, Christina (2005), Human Factor – Human Error. Und seine Bedeutung für das Sicherheitsmanagement. Innsbruck-Hall-Graz: Diplomarbeit

Egli, Thomas (1996), Hochwasserschutz und Raumplanung. Schutz vor Naturgefahren mit Instrumenten der Raumplanung - dargestellt am Beispiel von Hochwasser und Murgängen. Zürich: Hochsch.-Verl. an der ETH

Hillmann, Karl-Heinz (2007), Wörterbuch der Soziologie. Stuttgart, Kröner.

Horster, Detlef (Hrsg.); Luhmann, Niklas (2008), Die Moral der Gesellschaft. Frankfurt am Main: Suhrkamp.

Merz, B./Friedrich, J. (2001): Deutsches Forschungsnetz Naturkatasrtophen. Interdisziplinäre Risikoforschung als Beitrag zum Katastrophenmanagement, in: Goldammer, J. G. (Hg.) Erstes Forum Katastrophenvorsorge. Extreme Naturereignisse und Vulnerabilität, Bonn, S.121-134

Plate Erich. J. (2001): Risikomanagement in Forschung und Praxis, in: Goldammer, J. G. (Hg.) Erstes Forum Katastrophenvorsorge. Extreme Naturereignisse und Vulnerabilität, Bonn, S. 149-158

Plate, Erich J. (2001): Definitionen von Katastrophenmanagement, in: Plate, Erich J.; Merz Brunno. (Hg.) Naturkatastrophen. Ursache. Auswirkungen. Vorsorge. Stuttgart: Schweizerbart.

Strametz, Bettina (2008), Hochwasserdaten in Österreich und ihre Bedeutung für die Risikobeurteilung. Graz: Magisterarbeit

Tobin, A./Montz E. (1997): Natural Hazards. Explanation and Integration, New York

Wissenschaftlicher Beirat der Bundesregierung Globale Umweltveränderungen (1999), Welt im Wandel – Strategien zur Bewältigung globaler Umweltrisiken. Berlin, Springer-Verlag

Internetadressen

Naturrisikoforschung und das Konzept der sozialen Verwundbarkeit
URL:www.dkkv.org/forum2001/Datei19.pdf (Stand: 06.07.2010)

Mobile Pflege und Betreuung in Naturkatastrophen URL:
www.pflegekongress.at/.../Securing_Extramural_Health_Care_Wild_Liehr.pdf (Stand: 06.07.2010)